AF332012

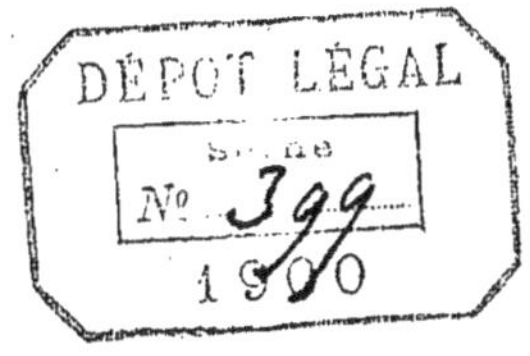


# INSTRUCTION

RELATIVE

## AUX MÉDICAMENTS ET AU MATÉRIEL

QUE LES CORPS DE TROUPE SONT AUTORISÉS A TIRER

DES

## ÉTABLISSEMENTS DU SERVICE DE SANTÉ

POUR

### L'APPROVISIONNEMENT DES INFIRMERIES RÉGIMENTAIRES

### 13 AOUT 1899

(Extrait du *Journal militaire*, 2ᵉ semestre 1899, n° 34.)

Afin d'assurer l'exécution des prescriptions du décret portant règlement sur le service de santé à l'intérieur, et par application des dispositions de la nouvelle nomenclature générale du matériel du service de santé, le Ministre a décidé que les corps de troupe se conformeront désormais aux prescriptions suivantes pour l'approvisionnement des infirmeries régimentaires :

I. — Moyens de pourvoir à la fourniture du matériel et des médicaments :

Voir l'article 76 du règlement sur le service de santé à l'intérieur.

II. — Les directeurs du service de santé doivent veiller avec le plus grand soin à ce que les demandes trimestrielles ne comportent que les objets présumés nécessaires, et ils comparent, à cet effet, les quantités demandées aux quantités existantes ; *ces dernières doivent toujours être indiquées sur l'état de demande (modèle annexé au règlement sur le service de santé à l'intérieur).*

Conformément aux prescriptions de ce règlement, il sera établi, en double expédition, des demandes spéciales séparées : l'une pour les médicaments, réactifs et accessoires à provenir des pharmacies, l'autre pour le matériel de pansement et le matériel à fournir par les magasins.

III. — Les médecins des corps de troupe sont tenus de ne porter sur leurs demandes que des quantités fixes en nombres ronds, déterminées par le tableau indicatif (quantités pouvant être demandées pour trois mois), entre lesquelles ils choisiront celles qui répondent le mieux aux besoins à prévoir. Dans les cas exceptionnels où la quantité maximum sera insuffisante, elle devra être augmentée de l'une des quantités fixes et l'on expliquera le motif de cet excédent dans la colonne des observations. Il est expressément rappelé, à cette occasion, que les médecins chefs de service doivent toujours se rendre un compte exact des restants avant de procéder à l'établissement de leurs demandes de médicaments, afin d'éviter toute majoration d'approvisionnement.

IV. — Les récipients vides et les matériaux d'emballage seront restitués aux établissements livranciers, toutes les fois que les frais d'expédition seront inférieurs à la valeur de ces objets.

Les récipients devront toujours être propres, en parfait état et prêts à être utilisés. Les frais de transport des objets reconnus inutilisables seront mis à la charge des expéditeurs.

Pour éviter les envois trop fréquents, les réexpéditions ne devront avoir lieu que lorsque le poids ou le volume du matériel à expédier atteindra un chiffre convenable; mais on n'attendra jamais qu'il y ait accumulation excessive du matériel.

V. — Dans le but d'éviter les accidents et de prévenir toute méprise dans l'exécution du service, il convient de placer chaque médicament dans le récipient qui lui est assigné par la nomenclature. *Ce matériel spécial de contenants n'a aucun rapport avec le matériel d'expédition* : il sert à la manutention des médicaments dans le service de l'infirmerie. Ces récipients doivent toujours être revêtus d'une étiquette indiquant la tare du contenant, et, en grosses lettres, le nom de la substance (1). Si celle-ci est destinée à l'usage externe, on ajoute une étiquette rouge orangé.

VI. — On n'emploiera plus désormais, pour quelque usage que ce soit, des bouteilles à vin ou ayant contenu des eaux minérales. Les distributions des boissons : vin, eau, tisanes, seront effectuées à l'aide de récipients en poterie ou de carafes à eau.

VII. — 1° Les substances pharmaceutiques des infirmeries régimentaires seront renfermées dans deux armoires distinctes : l'une contiendra les médicaments non énumérés dans la liste réglementaire des substances toxiques ; l'autre renfermera tous les produits toxiques, solides ou liquides, qui figurent dans cette liste;

---

(1) Les hôpitaux militaires sont, de leur côté, tenus d'inscrire la tare sur les récipients d'expédition.

2° Cette seconde armoire prendra le nom d'armoire aux poisons. Elle sera construite aux frais de la masse d'infirmerie et autant que possible par la main-d'œuvre militaire. Elle aura des dimensions suffisantes pour que les récipients de grande capacité contenant des solutions étendues y trouvent place et soient situés à la hauteur la plus convenable pour leur maniement et leur usage.

Elle sera établie soit en hauteur, soit en largeur, c'est-à-dire que sa forme sera appropriée à la place qui sera disponible dans le local destiné à la recevoir ;

3° La notice sur la tenue de l'armoire aux poisons dans les infirmeries régimentaires, ainsi que la liste des substances toxiques qui doivent y être renfermées, seront placardées sur le côté intérieur des battants de la porte de l'armoire aux poisons.

Les armoires ainsi confectionnées au compte de la masse d'infirmerie seront prises en charge dans les comptes de ladite masse et inscrites en tête du registre d'alimentation.

VIII.—Les bandages herniaires, les bas élastiques, les lunettes, les suspensoirs en tricot, nécessaires aux militaires, seront délivrés par les hôpitaux militaires et hospices civils dans les conditions déterminées par le règlement sur le service de santé.

IX. — La lampe modérateur de la salle de visite ainsi que les appareils et produits nécessaires à l'éclairage des salles de l'infirmerie sont achetés au compte de la masse de l'infirmerie. (Notice n° 33 du règlement sur le service de santé à l'intérieur.)

X. — Les médecins chefs de service devront, quand les locaux le permettront, faire procéder au blanchissage à l'économie du linge à pansement de l'infirmerie, au moyen des lessiveuses introduites dans la nomenclature. La lessiveuse sans foyer sera employée lorsqu'elle pourra s'adapter aux fourneaux de l'infirmerie.

Les quantités de savon et de cristaux de soude à employer pour le lessivage de 1 kilogramme de linge à pansement sont approximativement de :

Cristaux de soude : 50 à 70 grammes.
Savon :            25 à 30 grammes.

XI. — Pour diminuer autant que possible les frais de transport, les corps de troupe stationnés dans les garnisons dépourvues d'hôpital militaire sont autorisés à se procurer directement, par voie d'achat sur place, les matières et objets suivis de la lettre A, lorsque ce prix d'achat ne dépassera pas de 10 p. 100 le prix ministériel inscrit dans la nomenclature.

XII. — Le matériel de mobilisation dont ces corps sont détenteurs doit toujours être tenu au complet et en bon état d'entretien.

Les médecins chefs de service devront procéder à des visites fréquentes et assurer le renouvellement et l'entretien du matériel et des médicaments de réserve d'après les dispositions prévues par la notice 34 annexée au règlement sur le service de santé à l'intérieur.

XIII. — Les corps de troupe devront classer leur matériel de réserve sous les numéros ci-après de la nomenclature générale du service de santé :

| | | | |
|---|---|---|---|
| XVI et XVII. | | Chargement de voitures médicales régimentaires................ | A décompter aux prix des tableaux indicatifs de la composition de ces unités. |
| | XXI. | Cantines médicales (paire de)........................ | |
| | XXIII. | Chargement de petite voiture pour blessés.................... | |
| | XXVIII. | Equipement de l'infirmier régimentaire..................... | |
| | XXIX. | Musette à pansement........................ | |
| | XXXII. | Rouleau de secours aux asphyxiés.................... | |
| | XXXIII. | Sac d'ambulance............. | |
| | XXXIV. | Sacoches d'ambulance (paire de)................ | |
| | XL. | Paniers de réserve de pansement pour le service régimentaire (paire de)................. | |
| 2 | 26. | Trousse d'infirmier......................... | 15 00 |
| 62 | 32. | Brancard articulé avec bretelles (à hampes pliantes). *Spécial aux troupes de montagne*.................... | 30 00 |
| | 33. | Brancard avec bretelles................ | 25 00 |
| | 35. | Brassard de neutralité pour sous-officiers et soldats............ | 0 50 |
| 64 | 2. | Bâche pour brancard articulé (pour un brancard)................ | 13 00 |

XIV. — Lorsqu'ils changent de garnison, les corps de troupe se conforment aux prescriptions du règlement sur le service de santé pour le matériel et les médicaments de l'infirmerie régimentaire; mais ils emportent le matériel de mobilisation dont ils sont détenteurs, à l'exception de celui qui appartient à l'armée territoriale, qui doit être pris en charge par le corps arrivant.

Jusqu'à leur épuisement, ou jusqu'à ce que leur mise hors de service ait été prononcée, les médicaments et objets qui existent dans les infirmeries régimentaires, et qui ne sont pas compris dans la nouvelle nomenclature, seront inscrits avec des lettres : A, B, C, à la suite des numéros détaillés dont ils peuvent être rapprochés.

Les directeurs du service de santé sont chargés d'assurer l'exécution de ces dispositions, notamment en ce qui concerne les échanges entre le service courant et la réserve de guerre.

*Notice sur la tenue de l'armoire aux poisons dans les infirmeries régimentaires.*

1º L'armoire aux poisons ne devra contenir que des substances toxiques énumérées dans le tableau ci-dessous, à l'exclusion de tout autre médicament ou objet de quelque nature qu'il soit ;

2º Les mots « armoire aux poisons » seront peints extérieurement, en lettres rouges majuscules bien apparentes, sur la porte ;

3º L'armoire doit être munie d'une serrure, dite de sûreté, dont les clefs seront conservées personnellement par les médecins des corps de troupe ;

4º L'armoire doit être placée dans un endroit bien éclairé, de manière à permettre facilement la lecture des étiquettes ;

5º *Etiquettes.* — Elles seront toutes en papier rouge orangé.

La nature de substance et le titre des solutions ser    nettement indiqués.

La dénomination doit porter en gros caractères le mot qui rappelle la propriété toxique. Ainsi l'on écrira :

Alcoolé d'extrait **d'Opium** ;

**Atropine** sulfate ;

Solution **phéniquée** au 20ᵉ ;

6º Toutes les substances solides ou liquides, y compris leurs solutions étendues, seront toujours placées dans des fioles ou flacons colorés munis de leurs étiquettes.

Tous les contenants devront, en outre, être entourés d'une bande de papier rouge orangé, large de un à trois centimètres, selon leurs dimensions. Cette bande doit faire le tour complet du flacon et les deux bouts doivent se recouvrir. Entre la bande et l'étiquette sera placée une étiquette : **Poison.**

*Liste des substances toxiques qui doivent être renfermées dans l'armoire aux poisons des infirmeries régimentaires (à l'exclusion de tout autre médicament ou objet de quelque nature qu'il soit).*

Acide azotique du commerce.
Acide chlorhydrique pur.
Acide chromique cristallisé et ses solutions.
Alcoolé d'extrait d'opium.
Antimoine. Émétique pulvérisé.
Antimoine. Kermès officinal.
Argent. Azotate d'argent cristallisé et ses solutions.
Atropine. Sulfate et ses solutions.
Caustique à l'azotate d'argent fondu.
Caustique de Vienne en poudre.
Chloroforme anesthésique.
Cocaïne. Chlorhydrate et ses solutions.
Extrait d'opium, en pilules de 0 gr. 05.
Iodoforme pulvérisé.
Mercure. Calomel.
Mercure. Protoïodure de mercure, en pilules de 0 gr. 025.
Morphine. Chlorhydrate et ses solutions.
Plomb. Sous-acétate de plomb liquide.
Poudre de sublimé corrosif composée (provenant des versements des réserves).
Sinapisme liquide.
Solution de sublimé corrosif concentrée au 10e.
Toutes les solutions de sublimé corrosif étendues (y compris la liqueur de Van Swieten).
Solution phéniquée concentrée à 1/2.
Toutes les solutions phéniquées étendues.
Chlorure de zinc liquide et solutions étendues.
Zinc. Sulfate de zinc officinal.

# TABLEAU

*indiquant les médicaments, les objets de pansement et le matériel que les conseils d'administration des corps de troupe sont autorisés à tirer des établissements du service de santé pour les besoins des infirmeries régimentaires.*

*TABLEAU indiquant les médicaments, les objets de pansement et le ma-tériel que les conseils d'administration des corps de troupe sont autorisés à tirer des établissements du service de santé pour les besoins des infirmeries régimentaires.*

| Numéro. | Dénomination. | Numéro. | Dénomination. | Unité réglementaire. | Prix ministériel. | Quantités fixes constituant l'approvisionnement d'une infirmerie. | Observations. |
|---|---|---|---|---|---|---|---|
| | | | | | fr. c. | | |
| 1 | Boîtes d'instruments de chirurgie mod. 1894 | 16 | Boîte n° 16. Thermo-cautère | Nombre. | 60 00 | 1 | Avec un seul cautère (spécial aux infirmeries). |
| 2 | Boîtes d'instruments de chirurgie mod. 1884 | 23 | Boîte n° 23. Pour le service régimentaire | Id. | 102 20 | 1 | |
| | | 26 | — n° 26. Trousse d'infirmier | Id. | 15 00 | 1 | |
| | | 1 | Abaisse-langue | Id. | 1 60 | 1 | |
| | | 14 | Aiguilles à suture (paquet de 12) | Id. | 0 20 | 12 | Courbes et demi-courbes. Assorties. |
| | | 32 | Bande en caoutchouc, pour l'hémostase chirurgicale, petite | Id. | 2 40 | 1 | |
| | | 38 | Bistouri, à lame fixe, droit | Id. | 2 50 | 2 | Large dans une boîte en bois léger. |
| | | 57 | Bougie en gomme | Id. | 1 50 | 4 | A deux boules exploratrices. Des n°s 6, 7, 8 et 9 de la filière métrique. Dans une boîte pour sondes et bougies urétrales en fer-blanc. |
| | | 65 | Burin | Id. | 2 00 | 1 | Courbe (pour les dents). |
| | | 67 | Canule à trachéotomie, à plaque ordinaire, avec mandrin conducteur de Krishaber | Id. | 12 00 | 2 | N°s 2 et 3. |
| | | 97 | Clef de Garangeot | Id. | 13 50 | 1 | |
| | | 126 | Davier pour l'extraction des dents | Id. | 5 00 | 4 | 1 courbe, 1 droit, 1 pour les racines, 1 pour les incisives. |
| | | 134 | Disque optométrique | Id. | 35 00 | 1 | |
| | | 144 | Echelle typographique à cadran | Id. | 4 00 | 1 | |
| | | 155 | Excavateur courbe pour les dents | Id. | 1 00 | 1 | |
| | | 163 | Fouloir à pointe | Id. | 1 50 | 1 | |
| | | 170 | Grattoir droit et courbe, sur un même manche (pour les dents) | Id. | 5 00 | 1 | |
| | | 177 | Lancette | Id. | 1 00 | 6 | 1 à saigner, 5 à vacciner. |
| | | 198 | Miroir buccal, petit | Id. | 4 50 | 1 | |
| | | 202 | Ophtalmoscope (dans une boîte) | Id. | 8 00 | 1 | |
| | | 206 | Otoscope simple en caoutchouc, de Toynbée | Id. | 2 00 | 1 | |
| 4 | Instruments de chirurgie (isolés) | 228 | Pince à anneaux hémostatique à crémaillère de Péan | Id. | 2 00 | 4 | |
| | | 254 | Poire de Politzer | Id. | 8 00 | 1 | Avec 2 rallonges en caoutchouc, l'une à olive, l'autre à canule, s'adaptant sur la sonde d'Itard. |
| | | 289 | Seringue pour injections hypodermiques, en argent (de Pravaz) à serrage | Id. | 10 00 | 1 | Avec 3 aiguilles. |
| | | 292 | Seringue en caoutchouc durci, grande, modèle n° 5 | Id. | 8 00 | 1 | Avec 2 canules, pouvant contenir 100 centim. cubes de liquide corrosif. |
| | | 300 | — stérilisable pour sérothérapie, avec accessoires | Id. | 10 40 | 1 | Ne sera accordée qu'aux infirmeries des garnisons dépourvues d'hôpital militaire, d'hospice mixte ou d'hospice civil proprement dit. |
| | | 316 | Sonde d'Itard, en argent, avec mandrin | Id. | 4 00 | 1 | |
| | | 317 | — double sur un même manche, pour les dents | Id. | 1 50 | 1 | |
| | | 318 | Sonde en caoutchouc rouge, à œil travaillé, de $0^m,32$, de Nélaton | Id. | 1 00 | 3 | Des n°s 13, 15 et 17 de la filière métrique. Dans la boîte pour sondes et bougies urétrales, en fer-blanc. |
| | | 320 | Sonde en gomme | Id. | 1 50 | 4 | Conique à olive : des n°s 10, 12, 14 et 15 de la filière métrique. Dans la boîte pour sondes et bougies urétrales en fer-blanc. |
| | | 334 | Spéculum de Politzer, en argent (paire de) | Id. | 10 50 | 1 | Des n°s 1 et 2. |
| | | 332 | — en buis | Id. | 5 00 | 1 | N° 2. |
| | | 335 | Stéthoscope | Id. | 1 50 | 1 | |
| | | 352 | Thermomètre à alcool, pour les salles | Id. | 1 50 | 4 | |
| | | 355 | — médical ordinaire | Id. | 1 50 | 3 | Gradué au dixième de 32° à 44°. Dans un étui nickelé. |
| | | 374 | Tube de Faucher avec entonnoir | Id. | 5 50 | 1 | |

| DÉNOMINATION ET CLASSIFICATION DES MATIÈRES ET OBJETS | | | | | | | |
|---|---|---|---|---|---|---|---|
| **PAR UNITÉ SOMMAIRE** | | **PAR UNITÉ DÉTAILLÉE** | | | | | |
| Numéro. | Dénomination. | Numéro. | Dénomination. | UNITÉ RÉGLEMENTAIRE. | PRIX MINISTÉRIEL. | QUANTITÉS fixes constituant l'approvisionnement d'une infirmerie. | OBSERVATIONS. |
| | | | | | fr. c. | | |
| 5 | Objets accessoires pour pansements. | 5 | Bassin à pansement réniforme, en cuivre nickelé | Nombre. | 5 00 | 1 | |
| | | 8 | — en porcelaine pour instruments, moyen | Id. | 4 00 | 1 | |
| | | 10 | Bocal pour urine et liquides pathologiques, de 2 litres | Id. | 1 20 | 1 | Gradué de 100 en 100 centimètres cubes. |
| | | 13 | Boîte en fer-blanc, avec couvercle, grande | Id. | 5 00 | 1 | Pour renfermer les matières de pansement antiseptiques. |
| | | 14 | — — petite | Id. | 3 00 | 1 | Id. |
| | | 17 | Cuvette à pansement en fer battu étamé, grande | Id. | 0 50 | 2 | |
| | | 20 | Irrigateur Eguisier de 1 litre | Id. | 40 00 | 1 | Avec un tube et une canule de rechange. |
| 6 | Appareils et objets pour fractures (au nombre). | 29 | Cerceau à fracture, moyen | Id. | 1 30 | 4 | |
| | | 36 | Gouttière en fil de fer pour : bras et avant-bras, côté droit | Id. | 1 50 | 1 | |
| | | 37 | — côté gauche | Id. | 1 50 | 1 | |
| | | 48 | cuisse et jambe, côté droit, grande | Id. | 3 00 | 1 | |
| | | 49 | — — petite | Id. | 2 75 | 1 | |
| | | 50 | — côté gauche, grande | Id. | 3 00 | 1 | |
| | | 51 | — — petite | Id. | 2 75 | 1 | |
| | | 57 | jambe | Id. | 2 00 | 2 | |
| | | 69 | Gouttière en zinc, pour la cuisse, côté droit | Id. | 2 20 | 1 | Avec ailerons, modèle Raoult-Deslonchamps, en zinc laminé, n° 12. |
| | | 70 | — côté gauche | Id. | 2 20 | 1 | |
| | | 74 | — pour la jambe | Id. | 1 50 | 2 | Modèle Raoult-Deslonchamps, en zinc laminé, n° 12. |
| 8 | Matériel à désinfection. | 1 | Sac à désinfection | Id. | 5 00 | 4 | |
| 11 | Matériel de bactériologie, de physique et de chimie. | 33 | Ballon non tubulé, de 25 centilitres et au-dessous | Id. | 0 20 | 2 | |
| | | 242 | Pince à bois pour matras | Id. | 0 80 | 1 | |
| | | 246 | Support en bois pour 12 tubes à essai | Id. | 2 00 | 1 | |
| | | 280 | Verre à expérience avec bec de 250, 125, 60 grammes et au-dessous | Id. | 0 30 | 5 | Avec bec (1 de 250, 2 de 125 et 2 de 60). |
| 12 | Matériel de pharmacie. | 26 | Bocal pour fleurs et racines, de 1 litre | Id. | 0 30 | 2 | |
| | | 30 | Boîte en chêne, petite | Id. | 4 50 | 1 | |
| | | 34 | — en fer-blanc pour 1 kilogr. de sel de quinine | Id. | 0 70 | 1 | |
| | | 44 | Bouteille en verre noir, non bouchée, de 5 litres | Id. | 0 60 | Suivant les besoins. | |
| | | 44 | — — de 2 litres | Id. | 0 30 | | |
| | | 46 | Capsule vernie vert clair, pour bocaux de 1 litre | Id. | 0 50 | 2 | |
| | | 54 | Compte-gouttes normal | Id. | 0 50 | 1 | |
| | | 70 | Entonnoir en verre double, de 1 litre | Id. | 0 30 | 1 | |
| | | 74 | — de 50 centilitres | Id. | 0 20 | 1 | |
| | | 73 | — de 12 centilitres | Id. | 0 10 | 1 | |
| | | 80 | Éprouvette à pied, graduée, de 50 centimètres cubes | Id. | 1 00 | 1 | Pour distribuer la solution de sulfate ou de chlorhydrate de quinine. |
| | | 84 | — de 20 centimètres cubes | Id. | 0 75 | 1 | Pour mesurer la solution de sublimé corrosif concentrée au dixième. |
| | | 94 | Flacon, bouché à l'émeri, à ouverture large, de 25 centilitres | Id. | 0 50 | Suivant les besoins. | |
| | | 95 | — — de 12 centilitres | Id. | 0 40 | | |
| | | 96 | — — de 6 centilitres | Id. | 0 30 | | |
| | | 97 | — — de 3 centilitres | Id. | 0 20 | | |
| | | 103 | Flacon, bouché à l'émeri, à ouverture ordin., de 1 litre | Id. | 0 80 | Suivant les besoins. | Verre blanc ou verre jaune. |
| | | 105 | — de 50 centilitres | Id. | 0 60 | | |
| | | 106 | — de 25 centilitres | Id. | 0 50 | | |
| | | 107 | — de 12 centilitres | Id. | 0 40 | | |
| | | 113 | Flacon dit goulot, de 1 litre | Id. | 0 30 | | |
| | | 116 | — de 25 centilitres | Id. | 0 45 | | |
| | | 119 | — de 3 centilitres | Id. | 0 10 | | |

| DÉNOMINATION ET CLASSIFICATION DES MATIÈRES ET OBJETS | | | | UNITÉ RÉGLEMENTAIRE | PRIX MINISTÉRIEL | QUANTITÉS fixes constituant l'approvisionnement d'une infirmerie. | OBSERVATIONS. |
| PAR UNITÉ SOMMAIRE. | | PAR UNITÉ DÉTAILLÉE. | | | | | |
| Numéro. | Dénomination. | Numéro. | Dénomination. | | fr. c. | | |
|---|---|---|---|---|---|---|---|
| 12 | Matériel de pharmacie (*suite*)... | 121 | Flacon, dit poudrier, de 2 litres | Nombre. | 0 50 | Suivant les besoins. | Verre blanc ou verre jaune. |
| | | 123 | — — de 1 litre | Id. | 0 30 | | |
| | | 125 | — — de 50 centilitres | Id. | 0 20 | | |
| | | 126 | — — de 25 centilitres | Id. | 0 15 | | |
| | | 127 | — — de 12 centilitres | Id. | 0 10 | | |
| | | 128 | — — de 6 centilitres | Id. | 0 10 | | |
| | | 129 | — — de 3 centilitres | Id. | 0 05 | | |
| | | 130 | — — de 1 centilitre | Id. | 0 05 | | |
| | | 159 | Mortier en porcelaine émaillée, de 1 litre | Id. | 6 00 | 1 | Avec pilon assorti. |
| | | 169 | Pot cylindrique en grès vernissé, de 10 litres | Id. | 2 00 | | |
| | | 170 | — — de 6 litres | Id. | 1 20 | Suivant les besoins. | Seront fournis avec broche en liège. |
| | | 171 | — — de 4 litres | Id. | 0 80 | | |
| | | 172 | — — de 2 litres | Id. | 0 50 | | |
| | | 173 | — — de 1 litre | Id. | 0 30 | | |
| | | 175 | Pot de pharmacie avec couvercle, de 1 litre | Id. | 2 50 | 3 | |
| | | 187 | Seau gradué, de 15 litres, en fer battu étamé | Id. | 5 00 | 1 | |
| | | 195 | Spatule en fer, à grain et à poudre | Id. | 3 00 | 1 | |
| | | 197 | — ordinaire, de 30 centimètres | Id. | 1 00 | 1 | |
| | | 199 | Spatule en os, de 16 centimètres | Id. | 0 70 | 1 | |
| | | 200 | — de 11 centimètres | Id. | 0 60 | 1 | |
| | | 247 | Trébuchet à pédale sensible au centigramme | Id. | 37 00 | 1 | Pour peser 50 grammes. Fléau et contre-platine en acier. Tablette en marbre. Doubles plateaux en nickel. Pincé en laiton. |
| | | 249 | Verre gradué, de 250 grammes | Id. | 1 50 | 1 | Pour eau distillée. |
| | | 221 | — de 60 grammes | Id. | 0 75 | 1 | Id. |
| 14 | Objets de couchage. | » | Descente de lit | Id. | 0 50 | Suivant le nombre de lits. | Longueur : 0m,70. Largeur : 0m,50. Confectionnées avec des couvertures grises réformées et bordées en ganse de laine rouge. |
| 15 | Habillement, linge et chaussure... | 1 | Blouse de corvée | Id. | 3 00 | 2 | |
| | | 20 | Gilet de flanelle | Id. | 4 00 | 4 | |
| | | 26 | Pantoufles (paire de) sans contrefort | Id. | 4 00 | Suivant le nombre de lits. | Des pointures 28, 29, 30, 31 et 32. |
| | | 27 | Peignoir de molleton | Id. | 12 00 | 2 | |
| | | 29 | Sarrau de médecin | Id. | 5 00 | 3 | |
| | | 30 | Tablier d'infirmier | Id. | 1 40 | 6 | |
| | | 31 | — de médecin | Id. | 2 00 | 4 | |
| 16 | Lingerie de service. | 6 | Serviette en coton pour la toilette | Id. | 0 50 | 12 | |
| | | 7 | Torchon | Id. | 0 50 | 20 | |
| 18 | Objets spéciaux à l'usage des malades... | 1 | Bassin de lit, en porcelaine | Id. | 2 30 | 2 | |
| | | 4 | Crachoir avec couvercle, en porcelaine | Id. | 0 60 | 40 | |
| | | 6 | Génieux en faïence | Id. | 0 20 | 40 | |
| | | 7 | Lampe-veilleuse, en porcelaine | Id. | 1 30 | 2 | Avec sa cafetière et son godet. |
| | | 8 | Moine en étain | Id. | 6 00 | 1 | |
| | | 10 | Pot à tisane avec couvercle, en porcelaine | Id. | 1 50 | 10 | |
| | | 11 | Seau d'aisances inodore, en cuivre | Id. | 45 00 | 1 | |
| | | 13 | Urinal en verre | Id. | 0 75 | 2 | |
| | | 14 | Vase de nuit, en porcelaine | Id. | 1 50 | 2 | |

| | PAR UNITÉ SOMMAIRE. | | PAR UNITÉ DÉTAILLÉE. | UNITÉ RÉGLEMENTAIRE. | PRIX MINISTÉRIEL. | QUANTITÉS fixes constituant l'approvisionnement d'une infirmerie. | OBSERVATIONS. |
|---|---|---|---|---|---|---|---|
| Numéro. | Dénomination. | Numéro. | Dénomination. | | fr. c. | | |
| 19 | Objets spéciaux pour le service des bains | 7 | Baignoire de bras, en zinc | Nombre. | 8 00 | 1 | |
| | | 10 | — de corps, en zinc | Id. | 55 00 | 1 | |
| | | 12 | — de pieds, en zinc | Id. | 5 00 | 1 | |
| | | 14 | — de siège, en zinc | Id. | 44 00 | 1 | |
| | | 31 | Peignoir en toile... A. | Id. | 3 00 | 2 | |
| | | 32 | Planchette, dite descente de bain... A. | Id. | 1 00 | 1 | |
| | | 35 | Thermomètre pour les bains... A. | Id. | 1 50 | 1 | |
| 20 | Objets pour le service de la buanderie | 21 | Lessiveuse avec foyer, pour 6 kilogr. de linge... A. | Id. | 15 00 | 1 | Composée de : 1 lessiveuse, 1 foyer en fonte 1 coude, 3 tuyaux de 0m,33 et 1 tuyau à clef. |
| | | 22 | — sans foyer, pour 4 kilogr. de linge... A. | Id. | 12 00 | 1 | |
| 21 | Objets pour le service de la cuisine | 43 | Bouilloire en cuivre de 2 litres... A. | Id. | 5 00 | 1 | |
| | | 20 | Cafetière à filtre, de 2 litres, en fer-blanc... A. | Id. | 2 00 | 1 | |
| | | 34 | Casserole en fer battu étamé, avec couvercle, de 4 litres... | Id. | 3 00 | 1 | |
| | | 36 | — — de 2 litres... | Id. | 1 50 | 1 | |
| | | 54 | Couteau de cuisine, à émincer, petit... | Id. | 0 80 | 1 | |
| | | 60 | Cuiller à bouillon, en fer battu, de 50 centilitres... | Id. | 0 75 | 1 | |
| | | 104 | Passoire en fer-blanc, petite... A. | Id. | 0 70 | 1 | |
| 22 | Objets pour le service de la cave et de la dépense | 26 | Entonnoir ordinaire en fer-blanc, de 1 litre... A. | Id. | 0 50 | 1 | |
| | | 32 | Main à denrées en fer-blanc, petite... A. | Id. | 0 75 | 1 | |
| 23 | Objets de vaisselle pour les repas | 9 | Carafe en verre renforcé... A | Id. | 0 50 | 1 | Pour l'eau de boisson. |
| | | 31 | Planchette pour les repas... A. | Id. | 2 00 | 5 | |
| | | 43 | Salière... A. | Id. | 0 50 | 2 | |
| | | 55 | Verre à boire ordinaire... | Id. | 0 20 | 40 | |
| 28 | Balances, poids et mesures | 28 | Balance, dite Roberval, de la portée de 2 kilogr... | Id. | 8 00 | 1 | |
| | | 12 | Boîte de poids de 2 kilogr. 001 en cuivre... | Id. | 10 00 | 1 | Comprenant : 1 poids de 1 kilogr., 1 de 500 gr., 2 de 100 gr., 1 de 50 gr., 1 de 20 gr., 2 de 10 gr., 1 de 5 gr., 2 de 2 gr., 1 de 1 gr., 8 divisions du gramme et 1 pince. |
| | | 21 | Mesure en étain : litre... | Id. | 5 50 | 1 | |
| | | 22 | — demi-litre... | Id. | 4 00 | 1 | |
| | | 23 | — double décilitre... | Id. | 2 00 | 1 | |
| 29 | Chauffage et éclairage | 20 | Fourneau à gaz à deux foyers... | Id. | 10 00 | 1 | Forme rectangulaire, de 0m,54 de table, avec champignon double pour l'un des foyers et trois entrées à robinet. |
| | | 35 | Lampe à alcool, à crémaillère, avec sa bouilloire | Id. | 2 00 | 1 | |
| | | 40 | Lanterne carrée, portative, avec lampe et porte-bougie... | Id. | 8 00 | 1 | Avec deux verres de rechange. |
| | | 64 | Réchaud ordinaire en tôle... A. | Id. | 3 00 | 1 | |
| 34 | Meubles | 58 | Table de nuit pour soldats... | Id. | 25 00 | Suivant le nombre de lits, à raison de 1 pour 2 lits. | En chêne poli, avec dessus de marbre. Toutefois, les tables de nuit non réglementaires existant dans les magasins seront délivrées jusqu'à nouvel ordre. |
| 35 | Objets de bureau | 40 | Planchette de visite garnie d'un encrier... | Id. | 1 50 | 1 | |
| 36 | Objets mobiliers et ustensiles en bois | 40 | Crachoir en bois, doublé en zinc... A. | Id. | 1 50 | 7 | 2 grands et 5 petits. En chêne pour corridor. |

DÉNOMINATION ET CLASSIFICATION DES MATIÈRES ET OBJETS

DÉNOMINATION ET CLASSIFICATION DES MATIÈRES ET OBJETS

| | PAR UNITÉ SOMMAIRE. | | PAR UNITÉ DÉTAILLÉE. | UNITÉ RÉGLEMENTAIRE. | PRIX MINISTÉRIEL. | QUANTITÉS fixes constituant l'approvisionnement d'une infirmerie. | OBSERVATIONS. |
|---|---|---|---|---|---|---|---|
| Numéro. | Dénomination. | Numéro. | Dénomination. | | | | |
| | | | | | fr. c. | | |
| 38 | Objets mobiliers et ustensiles en métal............ | 1 | Arrosoir de 3 litres, en fer-blanc..................... | Nombre. | 1 50 | 1 | |
| | | 10 | Ciseaux moyens (paire de)................... A. | Id. | 1 50 | 1 | |
| | | 18 | Cuvette en tôle émaillée................... A. | Id. | 2 50 | 1 | |
| | | 27 | Piton de tringle.................. A. | Id. | 0 05 | Suivant les besoins. | |
| | | 36 | Seau sans couvercle, en zinc, de 15 litres......... A. | Id. | 2 00 | 1 | |
| | | 38 | Tringle de croisée, grande, en fer forgé........... A. | Id. | 1 50 | Suivant les besoins. | |
| 39 | Objets mobiliers et ustensiles en terre, pierre et verre........... | 4 | Cruche en grès.................. A. | Id. | 0 60 | Id. | |
| | | 5 | Cruchon en grès.................. A. | Id. | 0 30 | 2 | |
| | | 6 | Cuvette en porcelaine.................. A. | Id. | 1 40 | 1 | |
| | | 10 | Pot à eau en porcelaine.................. A. | Id. | 1 40 | 1 | |
| | | 13 | Terrine en grès de 10 litres.................. A. | Id. | 1 60 | 1 | |
| | | 14 | —           de 5 litres.................. A. | Id. | 1 00 | 1 | |
| | | 16 | —           de 2 litres.................. A. | Id. | 0 50 | 1 | |
| 40 | Rideaux, housses et accessoires...... | 4 | Embrasse pour rideaux en coton.................. A. | Id. | 0 70 | Suivant la largeur des fenêtres et les besoins. | |
| | | 7 | Rideau en deux lés, au-dessus de 3 mètres....... A. | Id. | 12 00 | | |
| | | 8 | en — — de 2m,01 à 3 mèt.. A. | Id. | 8 00 | | |
| | | 9 | coton écru — — de 2m et au-dessous. A. | Id. | 6 00 | | |
| | | 10 | Rideau en un lé, au-dessus de 3 mètres........ A. | Id. | 6 00 | | |
| | | 11 | en — — de 2m,01 à 3 mètres. A. | Id. | 4 00 | | |
| | | 12 | coton écru — — de 2m et au-dessous.. A. | Id. | 3 00 | | |
| 42 | Tapis (au mètre carré)......... | 6 | Toile cirée pour table.................. A. | Mèt. carré | 3 00 | Suivant les besoins. | |
| 48 | Bibliothèques...... | » | Formulaire pharmaceutique ..................... | Nombre. | 1 50 | 1 | Ces ouvrages, ayant déjà été l'objet d'une répartition, ne devront plus être portés sur les demandes trimestrielles. Les remplacements seront demandés par lettre spéciale et motivée. |
| | | » | Règlement sur le service de santé à l'intérieur........... | Id. | 2 50 | 1 | |
| | | » | —       —       — en campagne.......... | Id. | 2 50 | 1 | |
| | | » | Nomenclature générale du matériel (petit format)......... | Id. | 3 00 | 1 | |
| | | » | Archives de médecine et de pharmacie militaires......... | Id. | » | la collect. | NOTA. — Des catalogues cotés et paraphés par le médecin chef font connaître la nature, le nombre et la valeur des objets compris sous le n° 48 sommaire, et présentent toutes les subdivisions nécessaires, suivant l'importance des collections. |
| | | » | École de l'infirmier militaire (1re et 2e parties).......... | Id. | 1 50 | 4 | |
| | | » | —       —       (3e partie)......... | Id. | 1 50 | 4 | |
| | | » | Manuel des pensions.................. | Id. | 3 00 | 1 | |
| 62 | Objets pour le service de santé en campagne...... | 30 | Boîte pour sondes et bougies urétrales, en fer-blanc........ | Id. | 2 00 | 1 | |

| N° | Dénomination (par unité sommaire) | N° | Dénomination (par unité détaillée) | Unité réglementaire | Prix ministériel (fr. c.) | Quantités fixes pouvant être demandées pour 3 mois | | | | Désignation des contenants (A) | N° d'ordre unité sommaire | N° d'ordre unité détaillée | Observations |
|---|---|---|---|---|---|---|---|---|---|---|---|---|---|
|  |  | 3 | Acide acétique ordinaire | Kilogr. | 3 00 | 0 060 | 0 030 | » | » | Flacon bouché à l'émeri, à ouverture ordinaire, de 12 centilitres | 12 | 107 | 100 grammes de vinaigre contiennent approximativement 15 grammes d'acide acétique ordinaire. |
|  |  | 5 | — azotique du commerce | Id. | 0 50 | 0 100 | 0 050 | » | » | Id. de 25 centilitres | 12 | 106 |  |
|  |  | 8 | — borique cristallisé | Id. | 1 00 | 1 000 | 0 750 | 0 500 | 0 250 | Flacon dit poudrier, de 2 litres | 12 | 124 | Sera livré à l'état pulvérulent. |
|  |  | 10 | — chlorhydrique pur | Id. | 0 50 | 0 200 | 0 100 | 0 050 | » | Flacon bouché à l'émeri, à ouverture ordinaire, de 25 centilitres | 12 | 106 |  |
|  |  | 12 | — chromique cristallisé | Id. | 4 00 | 0 040 | 0 005 | » | » | Flacon bouché à l'émeri, à large ouverture, de 3 centilitres | 12 | 109 |  |
|  |  | 13 | — chrysophanique | Id. | 30 00 | 0 050 | 0 030 | 0 040 | » | Flacon dit poudrier, de 12 centilitres | 12 | 127 |  |
|  |  | 15 | — tartrique cristallisé | Id. | 4 00 | 0 200 | 0 100 | 0 050 | » | Id. de 50 centilitres | 12 | 125 |  |
|  |  | 28 | Alcool à 95° ............ A. | Id. | 5 00 | 1 600 | 1 200 | 0 800 | 0 400 | Flacon bouché à l'émeri, à ouverture ordinaire, de 1 litre | 12 | 103 | En Corse, en Algérie et en Tunisie, il n'y a pas lieu d'employer l'alcool dénaturé. |
|  |  | 32 | — dénaturé ............ A. | Id. | 1 50 | 1 600 | 1 200 | 0 800 | 0 400 | Id. de 1 litre | 12 | 103 |  |
|  |  | 33 | Alcoolat de mélisse composé | Id. | 5 00 | 0 100 | 0 050 | » | » | Id. de 25 centilitres | 12 | 106 |  |
|  |  | 35 | Alcoolé aromatique | Id. | 3 50 | 0 300 | 0 200 | 0 400 | » | Id. de 50 centilitres | 12 | 105 |  |
|  |  | 38 | — de badiane | Id. | 5 00 | 0 100 | 0 050 | » | » | Id. de 25 centilitres | 12 | 106 | L'alcoolé de camphre concentré ne sera employé qu'après avoir été étendu ainsi qu'il suit : |
| 66 | Médicaments (au poids). | 41 | — de camphre concentré | Id. | 4 40 | 0 800 | 0 400 | 0 200 | » | Id. de 1 litre | 12 | 103 | Alcoolé de camphre concentré ... 0,250<br>Alcool à 95° ... 0,342<br>Eau ... 0,408<br>Alcoolé de camphre étendu ... 1,000 |
|  |  | 43 | — de cannelle | Id. | 6 00 | 0 100 | 0 200 | 0 100 | » | Id. de 50 centilitres | 12 | 105 |  |
|  |  | 47 | — d'extrait d'opium | Id. | 40 00 | 0 200 | 0 100 | 0 050 | » | Id. de 25 centilitres | 12 | 106 |  |
|  |  | 49 | — d'iode | Id. | 7 70 | 0 600 | 0 400 | 0 200 | 0 100 | Id. de 1 litre | 12 | 103 |  |
|  |  | 55 | Alcoolé de panama (pour usages médicamenteux) | Id. | 4 00 | 0 800 | 0 400 | » | » | Id. de 1 litre | 12 | 103 | Ne sera accordé que sur demande spéciale. |
|  |  | 56 | Alcoolé de quinquina | Id. | 4 00 | 1 800 | 1 250 | 0 900 | 0 400 | Id. de 1 litre | 12 | 103 |  |
|  |  | 62 | Alumine. Alun pulvérisé | Id. | 0 40 | 0 500 | 0 300 | 0 200 | 0 100 | Flacon dit poudrier, de 1 litre | 12 | 123 |  |
|  |  | 64 | Amadou | Id. | 0 00 | 0 050 | 0 000 | 0 010 | » | Id. de 1 litre | 12 | 123 |  |
|  |  | 66 | Ammoniaque. Ammoniaque liquide ............ A. | Id. | 0 50 | 0 200 | 0 100 | » | » | Flacon bouché à l'émeri, à ouverture ordinaire, de 25 centilitres | 12 | 106 |  |
|  |  | 74 | Antimoine. Emétique pulvérisé | Id. | 4 00 | 0 005 | 0 002 | » | » | Flacon dit poudrier, de 6 centilitres | 12 | 128 |  |
|  |  | 75 | Antimoine. Kermès officinal (Cluzel) | Id. | 6 00 | 0 050 | 0 025 | 0 010 | » | Id. de 12 centilitres | 12 | 127 |  |
|  |  | 79 | Argent. Azotate d'argent cristallisé | Id. | 90 00 | 0 040 | 0 005 | » | » | Flacon bouché à l'émeri, à large ouverture, de 3 centilitres | 12 | 97 |  |
|  |  | 86 | Atropine. Sulfate | Id. | 480 00 | 0 0005 | 0·0002 | » | » | Flacon dit poudrier, de 1 centilitre | 12 | 130 |  |
|  |  | 98 | Bismuth. Sous-azotate | Id. | 15 00 | 1 000 | 0 750 | 0 500 | 0 250 | Id. de 1 litre | 12 | 123 |  |
|  |  | 106 | Camomille romaine. Fleur | Id. | 2 00 | 0 250 | 0 100 | » | » | Boîte en fer-blanc pour 1 kilogr. de sel de quinine | 12 | 31 |  |

| PAR UNITÉ SOMMAIRE | | PAR UNITÉ DÉTAILLÉE | | UNITÉ réglementaire. | PRIX ministériel. | QUANTI... POUVANT ÊTRE pour | |
|---|---|---|---|---|---|---|---|
| Numéro. | Dénomination. | Numéro. | Dénomination. | | fr. c. | | |
| 66 | Médicaments (au poids). (Suite.) | 114 | Caustique à l'azotate d'argent fondu (pierre infernale)............... | Kilogr. | 400 00 | 0 020 | 0 040 |
| | | 116 | Caustique de Vienne, en poudre... | Id. | 4 00 | 0 030 | 0 010 |
| | | 124 | Chloroforme anesthésique......... | Id. | 7 00 | 0 250 | 0 150 |
| | | 126 | Cocaïne. Chlorhydrate............ | Id. | 600 00 | 0 005 | 0 003 |
| | | 130 | Collodion..................... | Id. | 5 00 | 0 100 | 0 050 |
| | | 134 | Copahu...................... | Id. | 5 00 | 4 000 | 3 000 |
| | | 144 | Cuivre. Sulfate de cuivre......... | Id. | 0 60 | 2 000 | 1 000 |
| | | 150 | Eau distillée................. A. | Id. | 0 10 | 1 000 | 0 500 |
| | | 152 | Eau distillée de laurier-cerise.... | Id. | 1 00 | 0 250 | 0 100 |
| | | 163 | Eponge fine (pour la chirurgie).... | Id. | 45 00 | 0 020 | 0 040 |
| | | 170 | Ether sulfurique alcoolisé......... | Id. | 4 00 | 0 150 | 0 100 |
| | | 171 | —  rectifié............ | Id. | 3 00 | 0 100 | 0 050 |
| | | 177 | Extrait d'opium................. | Id. | 70 00 | 0 020 | 0 045 |
| | | 180 | —  de réglisse gommé........ | Id. | 3 00 | 2 000 | 1 500 |
| | | 186 | Fer. Perchlorure de fer liquide.... | Id. | 0 70 | 0 100 | 0 050 |
| | | 187 | —  Sulfate de fer du commerce... | Id. | 0 20 | 5 000 | 3 000 |
| | | 189 | —  Tartrate de fer et de potasse.. | Id. | 5 00 | 0 050 | 0 030 |
| | | 199 | Glycéré de sucrate de chaux....... | Id. | 0 60 | 0 500 | 0 250 |
| | | 200 | Glycérine officinale............. | Id. | 1 50 | 1 000 | 0 600 |
| | | 201 | Glyzine...................... | Id. | 7 00 | 2 000 | 1 000 |
| | | 205 | Gomme du Sénégal............... | Id. | 2 50 | 2 000 | 1 000 |
| | | 207 | Goudron de bois............. A. | Id. | 0 40 | 0 500 | 0 250 |
| | | 211 | Gutta-percha.................. | Id. | 11 00 | 0 020 | » |
| | | 213 | Huile camphrée................. | Id. | 2 00 | 1 800 | 1 200 |
| | | 216 | —  de cade vraie.......... | Id. | 1 00 | 0 200 | 0 100 |
| | | 218 | —  de foie de morue........ | Id. | 1 50 | 5 000 | 3 000 |
| | | 221 | —  d'olive.......... A. | Id. | 2 00 | 0 200 | 0 100 |
| | | 222 | —  de ricin........... | Id. | 1 00 | 0 500 | 0 200 |
| | | 225 | —  lourde de houille émulsionnée. | Id. | 0 40 | 10 000 | 5 000 |
| | | 234 | Iodoforme pulvérisé............. | Id. | 45 00 | 0 100 | 0 050 |
| | | 246 | Lin. Semence................. A. | Id. | 0 50 | 3 000 | 2 000 |
| | | 251 | Magnésie. Sulfate de magnésie..... | Id. | 0 20 | 5 000 | 5 000 |
| | | 261 | Mercure. Calomel à la vapeur..... | Id. | 7 00 | 0 050 | 0 030 |



| ...TÉS FIXES DEMANDÉES 3 mois. | | DÉSIGNATION DES CONTENANTS. | NUMÉROS D'ORDRE par unité sommaire. | unité détaillée. | OBSERVATIONS. |
|---|---|---|---|---|---|
| 0 005 | » | Flacon bouché à l'émeri, à large ouverture, de 12 centilitres........ | 12 | 95 | |
| » | » | Id. de 6 centilitres............ | 12 | 96 | |
| 0 060 | » | Flacon bouché à l'émeri, à ouverture ordinaire, de 12 centilitres...... | 12 | 107 | |
| 0 004 | » | Flacon dit poudrier, de 3 centilitres. | 12 | 129 | |
| » | » | Flacon bouché à l'émeri, à ouverture ordinaire, de 25 centilitres...... | 12 | 106 | |
| 2 000 | 1 000 | Id. de 1 litre............... | 12 | 103 | |
| 0 500 | 0 250 | Pot cylindrique, en grès vernissé, de 2 litres..................... | 12 | 172 | Nota. — Les pots en grès sont couverts avec une broche en liège. |
| » | » | Flacon bouché à l'émeri, à ouverture ordinaire, de 1 litre........... | 12 | 103 | |
| » | » | Id. de 25 centilitres........... | 12 | 106 | |
| 0 003 | » | Bocal pour fleurs et racines, de 1 lit. | 12 | 26 | Couvert avec une capsule. |
| 0 050 | » | Flacon bouché à l'émeri, à ouverture ordinaire, de 25 centilitres ...... | 12 | 106 | |
| » | » | Id. de 25 centilitres........... | 12 | 106 | |
| 0 010 | 0 005 | Flacon dit poudrier, de 6 centilitres. | 12 | 128 | Sera délivré en pilules de cinq centigrammes. |
| 1 000 | 0 500 | Pot cylindrique, en grès vernissé, de 2 litres..................... | 12 | 172 | |
| » | » | Flacon dit poudrier, de 25 centilitres. | 12 | 116 | Bouchon en caoutchouc. |
| 2 000 | 1 000 | Pot cylindrique, en grès vernissé, de 10 litres..................... | 12 | 159 | |
| 0 010 | » | Flacon dit poudrier, de 12 centilitres. | 12 | 127 | |
| 0 100 | » | Flacon dit goulot, de 1 litre....... | 12 | 113 | |
| 0 300 | 0 150 | Flacon bouché à l'émeri, à ouverture ordinaire, de 1 litre............. | 12 | 103 | |
| 0 500 | 0 250 | Flacon dit poudrier, de 1 litre....... | 12 | 123 | |
| 0 500 | 0 250 | Pot cylindrique, en grès vernissé, de 2 litres..................... | 12 | 172 | |
| » | » | Id. de 1 litre............... | » | 173 | En petits cylindres ou en feuille. |
| 0 900 | 0 450 | Flacon bouché à l'émeri, à ouverture ordinaire, de 1 litre............. | 12 | 103 | |
| » | » | Id. de 25 centilitres........... | 12 | 106 | |
| 2 000 | 1 000 | Id. de 1 litre............... | 12 | 103 | |
| » | » | Id. de 25 centilitres........... | 12 | 106 | |
| 0 100 | » | Id. de 30 centilitres........... | 12 | 105 | |
| 2 000 | » | Bouteille en verre noir, de 5 litres.. | 12 | 41 | |
| 0 020 | » | Flacon dit poudrier, de 25 centilitres. | 12 | 126 | |
| 1 000 | » | Pot cylindrique, en grès vernissé, de 6 litres..................... | 12 | 176 | |
| 3 000 | 2 000 | Id. en grès vernissé, de 10 litres. | 12 | 169 | |
| 0 010 | » | Flacon dit poudrier, de 6 centilitres. | 12 | 128 | |

| DÉNOMINATION ET CLASSIFICATION DES MATIÈRES ET OBJETS — PAR UNITÉ SOMMAIRE — Numéro | Dénomination | PAR UNITÉ DÉTAILLÉE — Numéro | Dénomination | UNITÉ réglementaire | PRIX ministériel (fr. c.) | QUANTITÉS POUVANT ÊTRE pour | | TÉS FIXES SEMAINÈRES 3 mois | | DÉSIGNATION DES CONTENANTS | NUMÉROS D'ORDRE par unité sommaire | unité détaillée | OBSERVATIONS |
|---|---|---|---|---|---|---|---|---|---|---|---|---|---|
| 66 | Médicaments (au poids). (Suite.) | 265 | Mercure. Protoïodure de mercure .. | Kilogr. | 18 00 | 0 015 | 0 010 | 0 005 | » | Flacon dit poudrier, de 12 centilitres. | 12 | 127 | Sera délivré en pilules de vingt-cinq milligrammes. |
| | | 274 | Morphine. Chlorhydrate.......... | Id. | 250 00 | 0 002 | 0 001 | 0 0005 | » | Flacon dit poudrier, dé 3 centilitres. | 12 | 129 | |
| | | 283 | Orge mondé................. A. | Id. | 0 60 | 40 00 | 6 000 | 4 000 | 2 000 | Pot cylindrique, en grès vernissé, de 10 litres............... | 12 | 169 | |
| | | 293 | Pilules de quinine (chlorhydrate basique) à 1 décigramme....... | Id. | 70 00 | 0 020 | 0 010 | » | » | Étui en fer-blanc, pour pilules..... | 70 | 11 | Ne seront accordées qu'après épuisement complet des approvisionnements de sulfate de quinine. |
| | | 294 | Pilules de sulfate de quinine à 1 décigramme................... | Id. | 60 00 | 0 020 | 0 010 | » | » | Id................... | 70 | 11 | |
| | | 299 | Plomb. Sous-acétate de plomb liquide. | Id. | 0 70 | 1 000 | 0 600 | 0 300 | » | Flacon dit goulot, de 1 litre....... | 12 | 113 | 10 grammes pour 1000 grammes d'eau blanche. |
| | | 306 | Pommade antipsorique........... | Id. | 2 00 | 2 000 | 1 000 | 0 500 | » | Pot de pharmacie, avec couvercle, de 1 litre............... | 12 | 175 | |
| | | 307 | — mercurielle | Id. | 5 00 | 0 500 | 0 250 | 0 100 | » | Id. de 1 litre............... | 12 | 175 | |
| | | 314 | Potassium. Bromure de potassium.. | Id. | 6 00 | 0 200 | 0 100 | 0 050 | » | Flacon dit poudrier, de 25 centilitres. | 12 | 126 | |
| | | 343 | — Chlorate de potasse.... | Id. | 1 50 | 0 500 | 0 250 | 0 400 | » | Id. de 50 centilitres............. | 12 | 125 | |
| | | 346 | — Iodure de potassium... | Id. | 30 00 | 0 500 | 0 250 | 0 100 | » | Id. de 50 centilitres............. | 12 | 125 | |
| | | 347 | — Permanganate de potasse. A. | Id. | 2 50 | 0 200 | 0 100 | » | » | Id. de 25 centilitres............. | 12 | 126 | |
| | | 320 | Savon vert............... A. | Id. | 0 50 | 5 000 | 3 000 | 1 000 | » | Pot cylindrique, en grès vernissé, de 6 litres............... | 12 | 170 | |
| | | 321 | Silicate de potasse | Id. | 0 40 | 2 000 | 1 000 | 0 500 | » | Bouteille en verre noir, non bouchée, de 2 litres............... | 12 | 44 | |
| | | 322 | Poudre d'amidon............... | Id. | 0 80 | 1 000 | 0 500 | 0 250 | » | Flacon dit poudrier, de 1 litre..... | 12 | 123 | |
| | | 324 | — de camphre........... | Id. | 6 00 | 0 100 | 0 050 | » | » | Id. de 25 centilitres............. | 12 | 126 | |
| | | 334 | — d'ipécacuanha........ | Id. | 40 00 | 0 150 | 0 125 | 0 050 | » | Id. de 50 centilitres............. | 12 | 125 | |
| | | 337 | — de lin.............. | Id. | 0 70 | 3 000 | 2 000 | 1 000 | » | Pot cylindrique, en grès vernissé, de 6 litres............... | 12 | 170 | |
| | | 338 | — de moutarde.......... | Id. | 0 70 | 2 000 | 1 000 | 0 500 | » | Id. de 4 litres............. | 12 | 171 | |
| | | 340 | — de poivre cubèbe........ | Id. | 5 50 | 1 500 | 1 000 | 0 500 | » | Id. de 2 litres............. | 12 | 172 | |
| | | 344 | — de réglisse n° 1........ | Id. | 1 00 | 0 250 | 0 100 | » | » | Flacon dit poudrier, de 50 centilitres. | 12 | 125 | |
| | | 346 | — de rhubarbe.......... | Id. | 4 00 | 0 100 | 0 050 | » | » | Id. de 25 centilitres............. | 12 | 126 | |
| | | 360 | Riz................... A. | Id. | 0 60 | 3 000 | 2 000 | 1 000 | 0 500 | Pot cylindrique, en grès vernissé, de 4 litres............... | 12 | 171 | |
| | | 372 | Sinapisme liquide............. | Id. | 10 00 | 0 050 | 0 025 | » | » | Flacon dit goulot, de 3 centilitres.. | 12 | 118 | Ne sera accordé qu'après épuisement complet des approvisionnements de papier sinapisé. |
| | | 382 | Sodium. Bicarbonate de soude..... | Id. | 0 40 | 0 500 | 0 250 | 0 100 | » | Flacon dit poudrier, de 1 litre..... | 12 | 123 | |
| | | 383 | — Borate de soude | Id. | 0 60 | 0 100 | 0 050 | » | » | Id. de 25 centilitres............. | 12 | 126 | |
| | | 385 | — Carbonate de soude (cristaux)................ | Id. | 0 20 | 3 000 | 3 000 | 4 000 | » | Pot cylindrique, en grès vernissé, de 6 litres............... | 12 | 170 | |
| | | 388 | — Salicylate de soude....... | Id. | 10 00 | 0 150 | 0 100 | 0 050 | » | Flacon dit poudrier, de 25 centilitres. | 12 | 126 | |
| | | 393 | Solution de quinine au 20e. Chlorhydrate basique.......... | Id. | 4 00 | 1 000 | 0 500 | 0 250 | » | Flacon bouché à l'émeri, à ouverture ordinaire, de 1 litre............. | 12 | 103 | Ne sera accordé qu'après épuisement complet des approvisionnements de sulfate de quinine. |

| N° (unité sommaire) | Dénomination (unité sommaire) | N° (unité détaillée) | Dénomination (unité détaillée) | Unité réglementaire | Prix ministériel (fr. c.) | Quantités fixes pouvant être demandées pour 3 mois | | | | Désignation des contenants | N° d'ordre (unité sommaire) | N° d'ordre (unité détaillée) | Observations |
|---|---|---|---|---|---|---|---|---|---|---|---|---|---|
| 66 | Médicaments (au poids). (Suite.) | 393 | Solution de quinine au 20e. Sulfate basique | Kilogr. | 3 50 | 1 000 | 0 750 | 0 500 | 0 250 | Flacon bouché à l'émeri, à ouverture ordinaire, de 1 litre | 12 | 103 | |
| | | 394 | Solution de sublimé corrosif concentrée au 10e | Id. | 1 00 | 1 000 | 0 750 | 0 500 | 0 250 | Id. de 50 centilitres | 12 | 105 | Chaque centimètre cube de la solution contient 1 décigramme de sublimé. |
| | | 395 | Solution de Van Swieten | Id. | 0 30 | 1 000 | 0 500 | » | » | Id. de 1 litre | 12 | 103 | |
| | | 398 | Solution phéniquée concentrée à 1/2 | Id. | 3 50 | 1 800 | 1 400 | 0 900 | 0 450 | Id. de 1 litre | 12 | 103 | Deux centimètres cubes de la solution contiennent 1 gramme d'acide phénique. |
| | | 400 | Soufre en canons (pour désinfections) A. | Id. | 0 20 | 3 000 | 3 000 | 1 000 | » | Pot cylindrique, en grès vernissé, de 6 litres | 12 | 170 | |
| | | 409 | Tanin | Id. | 6 00 | 0 100 | 0 050 | 0 020 | » | Flacon dit poudrier, de 25 centilitres | 12 | 126 | |
| | | 412 | Thé de Chine | Id. | 6 00 | 1 000 | 0 750 | 0 500 | 0 250 | Id. de 1 litre | 12 | 123 | |
| | | 415 | Tilleul : fleur | Id. | 2 00 | 1 000 | 0 500 | 0 250 | » | Boîte en chêne, petite | 12 | 30 | |
| | | 419 | Vaseline blanche | Id. | 2 00 | 2 000 | 1 000 | 0 500 | » | Pot de pharmacie, avec couvercle, de 1 litre | 12 | 175 | |
| | | 431 | Zinc. Chlorure de zinc liquide.. A. | Id. | 0 30 | 10 000 | 5 000 | 2 000 | » | Bouteille en verre noir, de 5 litres | 12 | 44 | |
| | | 434 | — Sulfate de zinc officinal | Id. | 1 00 | 0 050 | 0 020 | 0 040 | » | Flacon dit poudrier, de 12 centilitres | 12 | 127 | |
| 67 | Médicaments (au nombre). | 1 | Capsule d'huile éthérée de fougère mâle | Nomb. | 0 05 | 400 | 60 | 40 | 20 | | 67 | 1 | Contiennent 0 gr. 50 d'huile éthérée. |
| | | 2 | Capsule de copahu | Id. | 0 04 | 800 | 400 | » | » | Flacon dit poudrier, de 1 litre | 67 | 2 | Contiennent 0 gr. 50 d'oléo-résine. Ne seront prescrites qu'à titre exceptionnel. |
| | | 3 | Cataplasme Lelièvre | Id. | 0 15 | 60 | 6 ou un | multiple de 6 | » | | 67 | 3 | Ne sera délivré que jusqu'à épuisement des approvisionnements actuels. |
| | | 19 | Papier sinapisé (la feuille) | Id. | 0 05 | 50 | 25 ou un | multiple de 25 | » | | 67 | 19 | Id. |
| | | 22 | Taffetas anglais (bande de 10 centimètres sur 5) | Id. | 0 10 | 1 | » | » | » | | » | » | Id. |
| 68 | Médicaments (au mètre). | 1 | Baudruche gommée, de 0m,10 de largeur | Mètre. | 0 70 | 1 | » | » | » | Bocal pour fleurs et racines, de 1 litre | 12 | 26 | Couvert avec une capsule. (Ces trois substances seront placées dans le même bocal.) |
| | | 2 | Percaline agglutinative, de 0m,10 | Id. | 0 20 | 2 | » | » | » | | » | » | Ne sera délivré que jusqu'à épuisement des approvisionnements actuels. |
| | | 3 | Sparadrap caoutchouté mercuriel, de 0m,20 | Id. | 1 50 | 2 | 1 | » | » | Etui en fer-blanc, pour 2 mètres de sparadrap | 70 | 13 | Ne seront accordés qu'après épuisement complet des approvisionnements de sparadrap diachylon gommé et de sparadrap emplastique mercuriel. |
| | | 4 | Sparadrap caoutchouté simple, de 0m,20 | Id. | 1 00 | 2 | 1 | » | » | Etui en fer-blanc, pour 2 mètres de sparadrap | » | » | |
| | | 9 | Sparadrap emplastique de diachylon gommé, de 0m,20 | Id. | 0 20 | 1 | 2 | » | » | Id. | » | » | Étui d'origine. |
| | | 10 | Sparadrap emplastique révulsif de thapsia, de 0m,20 | Id. | 0 80 | 1 | » | » | » | Id. | » | » | Id. |
| | | 11 | Sparadrap emplastique vésicant sur toile cirée, de 0m,20 | Id. | 2 30 | 1 | » | » | » | Id. | » | » | |
| 69 | Accessoires de pharmacie (au poids). | 6 | Papier parchemin | Kilogr. | 2 00 | 0 500 | » | » | » | | 69 | 6 | |

| | DÉNOMINATION ET CLASSIFICATION DES MATIÈRES ET OBJETS | | | UNITÉ réglementaire | PRIX ministériel | QUANTITÉS FIXES POUVANT ÊTRE DEMANDÉES pour … à … mois | | DÉSIGNATION DES CONTENANTS | NUMÉROS D'ORDRE par unité sommaire | par unité détaillée | OBSERVATIONS |
|---|---|---|---|---|---|---|---|---|---|---|---|
| Numéro (par unité sommaire) | Dénomination (par unité sommaire) | Numéro (par unité détaillée) | Dénomination (par unité détaillée) | | | | | | | | |
| | | | | | fr. c. | | | | | | |
| 70 | Accessoires de pharmacie (au nombre). | 1 | Boîtes en sapin, assorties…… A. | Nomb. | 1 10 le cent. | 25 | » | | 70 | 1 | |
| | | 2 | Bouchon de liège, grand……. A. | Id. | 2 80 le cent. | 25 | » | | 70 | 2 | Un certain nombre de ces bouchons pourront être demandés paraffinés. |
| | | 3 | — petit……. A. | Id. | 1 00 le cent. | 50 | » | | 70 | 3 | |
| | | 8 | Etiquettes à bocaux, non imprimées, blanches ou rouge orangé, de 9, de 11 et de 13 centimètres…… | Id. | 1 00 le cent. | suivant les besoins. | » | | 70 | 8 | |
| | | 9 | Etiquettes passe-partout blanches ou rouge orangé de 6, de 8 et de 10 centimètres……… | Id. | 0 50 le cent. | suivant les besoins. | » | | 70 | 9 | |
| | | 10 | Etiquettes pour les poisons……… | Id. | 0 30 le cent. | suivant les besoins. | » | | 70 | 10 | |
| | | 11 | Etui en fer-blanc pour pilules…… | Id. | 0 10 | 2 | » | | 70 | 11 | |
| | | 12 | Etui en fer-blanc, pour 2 mètres de sparadrap, en 0m,20………… | Id. | 0 25 | 1 | » | | 70 | 12 | |
| | | 13 | Etui en fer-blanc, pour 1 mètre de sparadrap, en 0m,20………… | Id. | 0 20 | 1 | » | | 70 | 13 | |
| | | 15 | Fiole à médecine 250 millilitres. | Id. | 0 10 | 10 | » | | 70 | 15 | Ces fioles seront utilisées comme poudriers pour l'expédition des médicaments aux infirmeries. |
| | | 16 | verre blanc ou jaune 125 millilitres. | Id. | 0 08 | 30 | » | | 70 | 16 | |
| | | 17 | à ouverture 60 millilitres. | Id. | 0 06 | 20 | » | | 70 | 17 | |
| | | 18 | étroite ou large de 30 millilitres. | Id. | 0 05 | 10 | » | | 70 | 18 | |
| | | 21 | Pain azyme rond | Id. | 0 30 le cent. | 100 | » | | 70 | 21 | |
| | | 23 | Papier à filtrer ordinaire, blanc ou gris (la main)…………… | Id. | 0 60 | 1 | » | | 70 | 23 | |
| | | 27 | Papier bulle, dit à enveloppes (la main)…………… A. | Id. | 0 30 | 1 | » | | 70 | 27 | |
| | | 29 | Papier rouge orangé, gommé, pour étiqueter les médicaments dangereux (la main)…………… | Id. | 2 00 | 1/4 | » | | 70 | 29 | 6 feuilles. |
| 72 | Réactifs et accessoires de laboratoire (au poids). | 104 | Réactif cupro-sodique………… | Kilogr. | 3 50 | 0 100 | » | Flacon dit goulot, de 12 centilitres.. | 12 | 117 | Bouchon en caoutchouc. |
| | | 118 | Sodium. Soude caustique à la chaux. | Id. | 2 00 | 0 040 | » | Id……………… | 12 | 117 | En solution au dixième. Bouchon en caoutchouc. |
| 8 | Réactifs et accessoires de laboratoire (au nombre). | 1 | Agitateur en verre…………… | Nomb. | 0 10 | 4 | » | | 73 | 1 | |
| | | 4 | Bouchon en caoutchouc, de 49 à 5mm de diamètre inférieur…… | Id. | 0 30 | 3 | » | | 73 | 4 | Pour le permanate de fer, la liqueur cupro-sodique et la soude caustique en solution au dixième. |
| | | 19 | Papier tournesol bleu ou rouge…… | Id. | 0 15 le cahier | 2 | » | | 73 | 19 | |
| | | 23 | Tube fermé, pour essais, de 16 centimètres de long sur 15 millimètres de diamètre…………… | Id. | 0 10 | 10 | | | 73 | 23 | |
| | | 24 | Valet en paille tressée………… | Id. | 0 50 | 2 | | | 73 | 24 | |
| | | 25 | Verre de montre de 80 à 64 millimètres…………… | Id. | 0 30 | 6 | » | | 73 | 25 | |

**DÉNOMINATION ET CLASSIFICATION DES MATIÈRES ET OBJETS**

| Par unité sommaire — Numéro | Par unité sommaire — Dénomination | Par unité détaillée — Numéro | Par unité détaillée — Dénomination | Unité réglementaire | Prix ministériel | Quantités fixes constituant l'approvisionnement d'une infirmerie | Observations |
|---|---|---|---|---|---|---|---|
| | | | | | fr. c. | | |
| 74 | Matières et objets de pansement (au nombre).... | 1 | Bandage carré.................... | Nombre. | 0 30 | 4 | |
| | | 2 | — de corps.................... | Id. | 0 70 | 4 | |
| | | 3 | — en T.................... | Id. | 0 45 | 2 | |
| | | 4 | — triangulaire.................... | Id. | 0 25 | 2 | |
| | | 9 | Bande roulée, en flanelle, de 3m sur 0m,05.......... | Id. | 0 40 | 4 | |
| | | 10 | — de 5m sur 0m,07.......... | Id. | 0 80 | 4 | |
| | | 16 | — en toile, de 3m sur 0m,03.......... | Id. | 0 15 | | |
| | | 17 | — — de 3m sur 0m,04.......... | Id. | 0 15 | | |
| | | 18 | — — de 3m sur 0m,05.......... | Id. | 0 20 | | |
| | | 19 | — de 3m sur 0m,055.......... | Id. | 0 20 | Suivant | |
| | | 20 | — de 3m sur 0m,06.......... | Id. | 0 20 | les | |
| | | 21 | — de 4m,50 sur 0m,085 | Id. | 0 30 | besoins. | |
| | | 31 | Compresse en toile, grande.......... | Id. | 0 20 | | |
| | | 32 | — moyenne.......... | Id. | 0 10 | | |
| | | 33 | — petite.......... | Id. | 0 05 | | |
| | | 34 | Coton cardé supérieur (paquet de 0k,500).......... | Id. | 1 00 | 8 | Enveloppé de papier imperméable. |
| | | 40 | — cardé pour rembourrage (paquet de 0k,500).......... | Id. | 0 75 | 10 | |
| | | 41 | — hydrophile (paquet de 0k,250).......... | Id. | 0 50 | 4 | |
| | | 46 | Drap en toile pour pansements, grand.......... | Id. | 3 00 | 2 | |
| | | 47 | — petit (demi-drap).......... | Id. | 1 50 | 4 | |
| | | 48 | Drap fanon en toile, pour cuisse.......... | Id. | 0 75 | 4 | |
| | | 49 | — pour jambe.......... | Id. | 0 40 | 4 | |
| | | 50 | Echarpe quadrilatère en toile.......... | Id. | 0 80 | 4 | |
| | | 51 | — triangulaire en toile.......... | Id. | 0 40 | 4 | |
| | | 52 | Epingles à pansement.......... | Id. | 0 10 le cent. | Suivant les | |
| | | 54 | Epingles à suture, ordinaires.......... | Id. | 0 40 le cent. | besoins. | Grosses, moyennes ou fines (de 7, 6, 5 ou 4 1/10 de millimètre de diamètre). |
| | | 64 | Fil d'argent moyen (rouleau de 0m,50).......... | Id. | 0 70 | 1 | Du 0m,0005 d'épaisseur, |
| | | 65 | — fin — | Id. | 0 40 | 1 | De 0m,0003 d'épaisseur. |
| | | 70 | Gaze à pansement apprêtée, en 0m,65 de large (paquet de 20 mètres).......... | Id. | 2 40 | 1 | |
| | | 71 | Gaze à pansement non apprêtée, en 0m,70 de large (paquet de 40 mètres).......... | Id. | 1 20 | 2 | |
| | | 77 | Plume métallique pour la vaccination (vaccinostyle).......... | Id. | 1 40 le cent. | 30 (A) | L'emploi des lancettes à vacciner demeurant autorisé, l'emploi du vaccinostyle est facultatif. |
| | | 78 | Soie à ligatures (bobine de).......... | Id. | 0 50 | 1 | Du n° 0 ou 3; bobine de 20 mètres. |
| | | 81 | Suspensoir en toile.......... | Id. | 0 75 | 10 | |
| | | 83 | Tube à drainage en caoutchouc, feuille mackintosh, de 1m de long.......... | Id. | 0 80 | 2 | Non perforé. Des n°s 8 et 16 de la filière métrique. |
| 75 | Matières et objets de pansement (au poids)..... | 2 | Charpie.......... | Kilogr. | 1 00 | Suivant les besoins. | |
| | | 4 | Talc de Venise en poudre.......... | Id. | 0 50 | 1 000 | Dans un flacon dit poudrier de 1 litre. (Passé au tamis fin.) |

(A) Quantité fixée pour trois mois.

DÉNOMINATION ET CLASSIFICATION DES MATIÈRES ET OBJETS

| PAR UNITÉ SOMMAIRE. | | PAR UNITÉ DÉTAILLÉE. | | UNITÉ RÉGLEMEN-TAIRE. | PRIX MINISTÉ-RIEL. | QUANTITÉS fixes constituant l'approvi-sionnement d'une infirmerie. | OBSERVATIONS. |
|---|---|---|---|---|---|---|---|
| Numéro. | Dénomination. | Numéro. | Dénomination. | | | | |
| | | | | | fr. c. | | |
| 76 | Tissus pour pansements... | 4 | Tissu imperméable pour alèzes, en 0m,80 de large......... | Mètre. | 2 50 | 6 000 | |
| | | 5 | — pour pansements, en 1m,20 de large.... | Id. | 2 50 | 10 000 | |
| 77 | Objets et accessoires pour pansements....... | 2 | Compte-gouttes à tube de caoutchouc, pour instillations.... | Nombre. | 0 10 | 2 | |
| | | 7 | Lacs en treillis avec boucle.... | Id. | 0 10 | 40 | |
| | | 9 | Œillère en verre.... | Id. | 0 20 | 5 | |
| | | 10 | Papier imperméable (feuille de)........ | Id. | 0 15 | Suivant les besoins. | |
| | | 11 | Pinceau en blaireau pour pansements............ A. | Id. | 0 50 | 5 | |
| | | 12 | Ruban métrique.... A. | Id. | 0 40 | 1 | |
| | | 13 | Seringue en verre pour injections avec étui.... | Id. | 0 20 | Suivant les besoins. | |
| | | 15 | Ventouse en verre.... A. | Id. | 0 20 | 16 | Grandes...... 4, Moyennes..... 8, Petites....... 4, |
| 78 | Appareils et objets pour fractures (au nombre).... | 1 | Bandage à fracture pour avant-bras.... | Id. | 2 00 | 4 | |
| | | 2 | — pour bras.... | Id. | 2 00 | 4 | |
| | | 3 | — pour cuisse.... | Id. | 10 00 | 4 | |
| | | 4 | — pour jambe.... | Id. | 6 00 | 1 | |
| | | 5 | Béquille à sabot mobile en caoutchouc (l'unité).... | Id. | 5 00 | 2 | Moyennes. |
| | | 6 | Béquillon.... | Id. | 4 00 | 2 | |
| | | 15 | Coussin matelassé pour gouttière de { bras et avant-bras, côté droit.... | Id. | 1 00 | 1 | |
| | | 16 | — côté gauche.... | Id. | 1 00 | 1 | |
| | | 23 | cuisse et jambe, côté droit.... | Id. | 1 80 | 1 | |
| | | 24 | — côté gauche.... | Id. | 1 80 | 1 | |
| | | 28 | jambe.... | Id. | 1 30 | 1 | |
| | | 29 | Coussin ordinaire, grand.... | Id. | 1 00 | 2 | N'est garni qu'au moment du besoin. |
| | | 30 | — moyen.... | Id. | 0 60 | 2 | Id. |
| | | 31 | — petit.... | Id. | 0 50 | 2 | Id. |
| » | » | » | Savonnette.... A. | Id. | 0 25 | Suivant les besoins. | |
| » | » | » | Eponge ordinaire.... A. | Kilogr. | 12 00 | Suivant les besoins. | |
| » | » | » | Ligroïne (essence de pétrole blanche rectifiée, à 0m,700). A. | Id. | 3 00 | | Pour thermo-cautère. |